MORNING JOURNAL

Name _____

Year _____

THE LIFE GRADUATE
PUBLISHING GROUP

Copyright 2020

No part of this book may be scanned, reproduced or distributed in any printed or electronic form without the prior permission of the author or publisher.

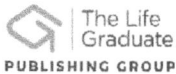

"Whatever you can do, or dream you can do, begin it. Boldness has genius, power and magic in it."

- Johann Wolfgang von Goethe
(1749-1832)

My Morning Journal

MORNING JOURNAL

DATE _____

01 **Gratitude.**
I am grateful for:

_____
_____

02 **Activity.**
I need to complete the following 3 items today:

1. _____
2. _____
3. _____

03 **Today.**
My thoughts, feelings or reflections.

_____
_____
_____
_____

04 **Exercise**
What exercise will I do today?

05 Did I complete my exercise yesterday?
YES ● NO ●

_____

MORNING JOURNAL

DATE _____

01 **Gratitude.**
I am grateful for:

_____
_____

02 **Activity.**
I need to complete the following 3 items today:

1. _____
2. _____
3. _____

03 **Today.**
My thoughts, feelings or reflections.

_____
_____
_____
_____

04 **Exercise**
What exercise will I do today?

05 Did I complete my exercise yesterday?
YES ● NO ●

_____

MORNING JOURNAL

DATE _____

01 **Gratitude.**
I am grateful for:

_____
_____

02 **Activity.**
I need to complete the following 3 items today:

1. _____
2. _____
3. _____

03 **Today.**
My thoughts, feelings or reflections.

_____
_____
_____
_____

04 **Exercise**
What exercise will I do today?

05 Did I complete my exercise yesterday?
YES   NO

_____

MORNING JOURNAL

DATE _____

01 Gratitude.
I am grateful for:

_____
_____

02 Activity.
I need to complete the following 3 items today:

1. _____
2. _____
3. _____

03 Today.
My thoughts, feelings or reflections.

_____
_____
_____
_____

04 Exercise
What exercise will I do today?

05 Did I complete my exercise yesterday?
YES ⬤   NO ⬤

_____

MORNING JOURNAL

DATE _____

01 **Gratitude.**
I am grateful for:

_____
_____

02 **Activity.**
I need to complete the following 3 items today:

1. _____
2. _____
3. _____

03 **Today.**
My thoughts, feelings or reflections.

_____
_____
_____
_____

04 **Exercise**
What exercise will I do today?

05 Did I complete my exercise yesterday?
YES   NO

_____

MORNING JOURNAL

DATE _____

01 Gratitude.
I am grateful for:

_____
_____

02 Activity.
I need to complete the following 3 items today:

1. _____
2. _____
3. _____

03 Today.
My thoughts, feelings or reflections.

_____
_____
_____
_____

04 Exercise
What exercise will I do today?

05 Did I complete my exercise yesterday?
YES ●   NO ●

_____

MORNING JOURNAL

DATE _____

01 Gratitude.
I am grateful for:

_____
_____

02 Activity.
I need to complete the following 3 items today:

1. _____
2. _____
3. _____

03 Today.
My thoughts, feelings or reflections.

_____
_____
_____
_____
_____

04 Exercise
What exercise will I do today?

05 Did I complete my exercise yesterday?
YES   NO

_____

MORNING JOURNAL

DATE _____

01 **Gratitude.**
I am grateful for:

_____
_____

02 **Activity.**
I need to complete the following 3 items today:

1. _____
2. _____
3. _____

03 **Today.**
My thoughts, feelings or reflections.

_____
_____
_____
_____

04 **Exercise**
What exercise will I do today?

05 Did I complete my exercise yesterday?
YES ● NO ●

_____

MORNING JOURNAL

DATE _____

01 **Gratitude.**
I am grateful for:

_____
_____

02 **Activity.**
I need to complete the following 3 items today:

1. _____
2. _____
3. _____

03 **Today.**
My thoughts, feelings or reflections.

_____
_____
_____
_____

04 **Exercise**
What exercise will I do today?

05 Did I complete my exercise yesterday?
YES ●   NO ●

_____

MORNING JOURNAL

DATE _____

01 Gratitude.
I am grateful for:

_____
_____

02 Activity.
I need to complete the following 3 items today:

1. _____
2. _____
3. _____

03 Today.
My thoughts, feelings or reflections.

_____
_____
_____
_____

04 Exercise
What exercise will I do today?

05 Did I complete my exercise yesterday?
YES ● NO ●

_____

MORNING JOURNAL

DATE _____

01 **Gratitude.**
I am grateful for:

_____
_____

02 **Activity.**
I need to complete the following 3 items today:

1. _____
2. _____
3. _____

03 **Today.**
My thoughts, feelings or reflections.

_____
_____
_____
_____

04 **Exercise**
What exercise will I do today?

05 Did I complete my exercise yesterday?
YES ⚪   NO ⚪

MORNING JOURNAL

DATE _____

01 Gratitude.
I am grateful for:

_____
_____

02 Activity.
I need to complete the following 3 items today:

1. _____
2. _____
3. _____

03 Today.
My thoughts, feelings or reflections.

_____
_____
_____
_____

04 Exercise
What exercise will I do today?

05 Did I complete my exercise yesterday?
YES ● NO ●

_____

MORNING JOURNAL

DATE _____

01 **Gratitude.**
I am grateful for:

_____
_____

02 **Activity.**
I need to complete the following 3 items today:

1. _____
2. _____
3. _____

03 **Today.**
My thoughts, feelings or reflections.

_____
_____
_____
_____

04 **Exercise**
What exercise will I do today?

05 Did I complete my exercise yesterday?
YES ⚫   NO ⚫

_____

MORNING JOURNAL

DATE _____

01 **Gratitude.**
I am grateful for:

_____
_____

02 **Activity.**
I need to complete the following 3 items today:

1. _____
2. _____
3. _____

03 **Today.**
My thoughts, feelings or reflections.

_____
_____
_____
_____

04 **Exercise**
What exercise will I do today?

05 Did I complete my exercise yesterday?
YES ● NO ●

_____

MORNING JOURNAL

DATE _____

01 **Gratitude.**
I am grateful for:

_____
_____

02 **Activity.**
I need to complete the following 3 items today:

1. _____
2. _____
3. _____

03 **Today.**
My thoughts, feelings or reflections.

_____
_____
_____
_____

04 **Exercise**
What exercise will I do today?

05 Did I complete my exercise yesterday?
YES ○   NO ○

_____

MORNING JOURNAL

DATE _____

01 Gratitude.
I am grateful for:

_____
_____

02 Activity.
I need to complete the following 3 items today:

1. _____
2. _____
3. _____

03 Today.
My thoughts, feelings or reflections.

_____
_____
_____
_____

04 Exercise
What exercise will I do today?

05 Did I complete my exercise yesterday?
YES ● NO ●

_____

MORNING JOURNAL

DATE _____

01 Gratitude.
I am grateful for:

_____

_____

02 Activity.
I need to complete the following 3 items today:

1. _____
2. _____
3. _____

03 Today.
My thoughts, feelings or reflections.

_____

_____

_____

_____

04 Exercise
What exercise will I do today?

05 Did I complete my exercise yesterday?
YES ⬤   NO ⬤

_____

MORNING JOURNAL

DATE _____

01 Gratitude.
I am grateful for:

_____
_____

02 Activity.
I need to complete the following 3 items today:

1. _____
2. _____
3. _____

03 Today.
My thoughts, feelings or reflections.

_____
_____
_____
_____

04 Exercise
What exercise will I do today?

05 Did I complete my exercise yesterday?
YES ⚫   NO ⚫

_____

MORNING JOURNAL

DATE _____

01 **Gratitude.**
I am grateful for:

_____

_____

02 **Activity.**
I need to complete the following 3 items today:

1. _____
2. _____
3. _____

03 **Today.**
My thoughts, feelings or reflections.

_____

_____

_____

_____

04 **Exercise**
What exercise will I do today?

05 Did I complete my exercise yesterday?
YES ● NO ●

_____

MORNING JOURNAL

DATE _____

01 **Gratitude.**
I am grateful for:

_____
_____

02 **Activity.**
I need to complete the following 3 items today:

1. _____
2. _____
3. _____

03 **Today.**
My thoughts, feelings or reflections.

_____
_____
_____
_____

04 **Exercise**
What exercise will I do today?

05 Did I complete my exercise yesterday?
YES ● NO ●

_____

MORNING JOURNAL

DATE _____

01 **Gratitude.**
I am grateful for:

_____

_____

02 **Activity.**
I need to complete the following 3 items today:

1. _____
2. _____
3. _____

03 **Today.**
My thoughts, feelings or reflections.

_____

_____

_____

_____

04 **Exercise**
What exercise will I do today?

05 Did I complete my exercise yesterday?
YES ⚪   NO ⚪

_____

MORNING JOURNAL

DATE _____

01 **Gratitude.**
I am grateful for:

_____
_____

02 **Activity.**
I need to complete the following 3 items today:

1. _____
2. _____
3. _____

03 **Today.**
My thoughts, feelings or reflections.

_____
_____
_____
_____

04 **Exercise**
What exercise will I do today?

05 Did I complete my exercise yesterday?
YES ●   NO ●

MORNING JOURNAL

DATE _____

01 Gratitude.
I am grateful for:

_____

_____

02 Activity.
I need to complete the following 3 items today:

1. _____
2. _____
3. _____

03 Today.
My thoughts, feelings or reflections.

_____

_____

_____

_____

04 Exercise
What exercise will I do today?

05 Did I complete my exercise yesterday?
YES ○   NO ○

_____

MORNING JOURNAL

DATE _____

01 Gratitude.
I am grateful for:

_____
_____

02 Activity.
I need to complete the following 3 items today:

1. _____
2. _____
3. _____

03 Today.
My thoughts, feelings or reflections.

_____
_____
_____
_____

04 Exercise
What exercise will I do today?

05 Did I complete my exercise yesterday?
YES ● NO ●

_____

MORNING JOURNAL

DATE _____

01 **Gratitude.**
I am grateful for:

_____

_____

02 **Activity.**
I need to complete the following 3 items today:

1. _____
2. _____
3. _____

03 **Today.**
My thoughts, feelings or reflections.

_____

_____

_____

_____

04 **Exercise**
What exercise will I do today?

05 Did I complete my exercise yesterday?
YES ●   NO ●

_____

MORNING JOURNAL

DATE _____

01 Gratitude.
I am grateful for:

_____
_____

02 Activity.
I need to complete the following 3 items today:

1. _____
2. _____
3. _____

03 Today.
My thoughts, feelings or reflections.

_____
_____
_____
_____

04 Exercise
What exercise will I do today?

05 Did I complete my exercise yesterday?
YES ●   NO ●

_____

MORNING JOURNAL

DATE _____

01 Gratitude.
I am grateful for:

_____
_____

02 Activity.
I need to complete the following 3 items today:

1. _____
2. _____
3. _____

03 Today.
My thoughts, feelings or reflections.

_____
_____
_____
_____
_____

04 Exercise
What exercise will I do today?

05 Did I complete my exercise yesterday?
YES   NO

_____

MORNING JOURNAL

DATE _____

01 Gratitude.
I am grateful for:

_____
_____

02 Activity.
I need to complete the following 3 items today:

1. _____
2. _____
3. _____

03 Today.
My thoughts, feelings or reflections.

_____
_____
_____
_____

04 Exercise
What exercise will I do today?

05 Did I complete my exercise yesterday?
YES ⚫   NO ⚫

_____

MORNING JOURNAL

DATE _____

01 **Gratitude.**
I am grateful for:

_____
_____

02 **Activity.**
I need to complete the following 3 items today:

1. _____
2. _____
3. _____

03 **Today.**
My thoughts, feelings or reflections.

_____
_____
_____
_____

04 **Exercise**
What exercise will I do today?

05 Did I complete my exercise yesterday?
YES ⚪   NO ⚪

MORNING JOURNAL

DATE _____

01 **Gratitude.**
I am grateful for:

_____
_____

02 **Activity.**
I need to complete the following 3 items today:

1. _____
2. _____
3. _____

03 **Today.**
My thoughts, feelings or reflections.

_____
_____
_____
_____

04 **Exercise**
What exercise will I do today?

05 Did I complete my exercise yesterday?
YES ● NO ●

_____

"We don't remember days; we remember moments."
- Cesare Pavese
(1908-1950)

My Morning Journal

MORNING JOURNAL

30 Day Reflection

01 Knowledge
What did I learn?

_____
_____
_____
_____

02 Moments
List some special moments from the past 30 days.

_____
_____
_____
_____

03 Progress
What things did I get completed that were important to me?

_____
_____
_____
_____

My Morning Journal

MORNING JOURNAL

DATE _____

01 **Gratitude.**
I am grateful for:

_____
_____

02 **Activity.**
I need to complete the following 3 items today:

1. _____
2. _____
3. _____

03 **Today.**
My thoughts, feelings or reflections.

_____
_____
_____
_____
_____

04 **Exercise**
What exercise will I do today?

05 Did I complete my exercise yesterday?
YES ● NO ●

_____

MORNING JOURNAL

DATE _____

01 Gratitude.
I am grateful for:

_____
_____

02 Activity.
I need to complete the following 3 items today:

1. _____
2. _____
3. _____

03 Today.
My thoughts, feelings or reflections.

_____
_____
_____
_____

04 Exercise
What exercise will I do today?

05 Did I complete my exercise yesterday?
YES ●   NO ●

MORNING JOURNAL

DATE _____

01 **Gratitude.**
I am grateful for:

_____
_____

02 **Activity.**
I need to complete the following 3 items today:

1. _____
2. _____
3. _____

03 **Today.**
My thoughts, feelings or reflections.

_____
_____
_____
_____

04 **Exercise**
What exercise will I do today?

05 Did I complete my exercise yesterday?
YES ●   NO ●

_____

MORNING JOURNAL

DATE _____

01 Gratitude.
I am grateful for:

_____
_____

02 Activity.
I need to complete the following 3 items today:

1. _____
2. _____
3. _____

03 Today.
My thoughts, feelings or reflections.

_____
_____
_____
_____

04 Exercise
What exercise will I do today?

05 Did I complete my exercise yesterday?
YES ●   NO ●

MORNING JOURNAL

DATE _____

01 **Gratitude.**
I am grateful for:

_____
_____

02 **Activity.**
I need to complete the following 3 items today:

1. _____
2. _____
3. _____

03 **Today.**
My thoughts, feelings or reflections.

_____
_____
_____
_____

04 **Exercise**
What exercise will I do today?

05 Did I complete my exercise yesterday?
YES ● NO ●

_____

MORNING JOURNAL

DATE _____

01 **Gratitude.**
I am grateful for:

_____
_____

02 **Activity.**
I need to complete the following 3 items today:

1. _____
2. _____
3. _____

03 **Today.**
My thoughts, feelings or reflections.

_____
_____
_____
_____

04 **Exercise**
What exercise will I do today?

05 Did I complete my exercise yesterday?
YES ● NO ●

_____

MORNING JOURNAL

DATE _____

01 **Gratitude.**
I am grateful for:

_____
_____

02 **Activity.**
I need to complete the following 3 items today:

1. _____
2. _____
3. _____

03 **Today.**
My thoughts, feelings or reflections.

_____
_____
_____
_____

04 **Exercise**
What exercise will I do today?

05 Did I complete my exercise yesterday?
YES ⬤   NO ⬤

_____

MORNING JOURNAL

DATE _____

01 **Gratitude.**
I am grateful for:

_____
_____

02 **Activity.**
I need to complete the following 3 items today:

1. _____
2. _____
3. _____

03 **Today.**
My thoughts, feelings or reflections.

_____
_____
_____
_____

04 **Exercise**
What exercise will I do today?

05 Did I complete my exercise yesterday?
YES ● NO ●

_____

MORNING JOURNAL

DATE _____

01 Gratitude.
I am grateful for:

_____
_____

02 Activity.
I need to complete the following 3 items today:

1. _____
2. _____
3. _____

03 Today.
My thoughts, feelings or reflections.

_____
_____
_____
_____
_____

04 Exercise
What exercise will I do today?

05 Did I complete my exercise yesterday?
YES   NO

_____

MORNING JOURNAL

DATE _____

01 Gratitude.
I am grateful for:

_____
_____

02 Activity.
I need to complete the following 3 items today:

1. _____
2. _____
3. _____

03 Today.
My thoughts, feelings or reflections.

_____
_____
_____
_____

04 Exercise
What exercise will I do today?

05 Did I complete my exercise yesterday?
YES ● NO ●

MORNING JOURNAL

DATE _____

01 **Gratitude.**
I am grateful for:

_____
_____

02 **Activity.**
I need to complete the following 3 items today:

1. _____
2. _____
3. _____

03 **Today.**
My thoughts, feelings or reflections.

_____
_____
_____
_____
_____

04 **Exercise**
What exercise will I do today?

05 Did I complete my exercise yesterday?
YES   NO

MORNING JOURNAL

DATE _____

01 **Gratitude.**
I am grateful for:

_____
_____

02 **Activity.**
I need to complete the following 3 items today:

1. _____
2. _____
3. _____

03 **Today.**
My thoughts, feelings or reflections.

_____
_____
_____
_____
_____

04 **Exercise**
What exercise will I do today?

05 Did I complete my exercise yesterday?
YES ● NO ●

MORNING JOURNAL

DATE _____

01 **Gratitude.**
I am grateful for:

_____
_____

02 **Activity.**
I need to complete the following 3 items today:

1. _____
2. _____
3. _____

03 **Today.**
My thoughts, feelings or reflections.

_____
_____
_____
_____
_____

04 **Exercise**
What exercise will I do today?

05 Did I complete my exercise yesterday?
YES ○   NO ○

_____

MORNING JOURNAL

DATE _____

01 Gratitude.
I am grateful for:

_____
_____

02 Activity.
I need to complete the following 3 items today:

1. _____
2. _____
3. _____

03 Today.
My thoughts, feelings or reflections.

_____
_____
_____
_____

04 Exercise
What exercise will I do today?

05 Did I complete my exercise yesterday?
YES ⚪   NO ⚪

_____

MORNING JOURNAL

DATE _____

01 **Gratitude.**
I am grateful for:

_____
_____

02 **Activity.**
I need to complete the following 3 items today:

1. _____
2. _____
3. _____

03 **Today.**
My thoughts, feelings or reflections.

_____
_____
_____
_____

04 **Exercise**
What exercise will I do today?

05 Did I complete my exercise yesterday?
YES ● NO ●

_____

MORNING JOURNAL

DATE _____

01 **Gratitude.**
I am grateful for:

_____
_____

02 **Activity.**
I need to complete the following 3 items today:

1. _____
2. _____
3. _____

03 **Today.**
My thoughts, feelings or reflections.

_____
_____
_____
_____

04 **Exercise**
What exercise will I do today?

05 Did I complete my exercise yesterday?
YES ● NO ●

_____

MORNING JOURNAL

DATE _____

01 **Gratitude.**
I am grateful for:

_____
_____

02 **Activity.**
I need to complete the following 3 items today:

1. _____
2. _____
3. _____

03 **Today.**
My thoughts, feelings or reflections.

_____
_____
_____
_____

04 **Exercise**
What exercise will I do today?

05 Did I complete my exercise yesterday?
YES   NO

MORNING JOURNAL

DATE _____

01 Gratitude.
I am grateful for:

_____
_____

02 Activity.
I need to complete the following 3 items today:

1. _____
2. _____
3. _____

03 Today.
My thoughts, feelings or reflections.

_____
_____
_____
_____

04 Exercise
What exercise will I do today?

05 Did I complete my exercise yesterday?
YES ● NO ●

_____

MORNING JOURNAL

DATE _____

01 **Gratitude.**
I am grateful for:

_____

_____

02 **Activity.**
I need to complete the following 3 items today:

1. _____
2. _____
3. _____

03 **Today.**
My thoughts, feelings or reflections.

_____

_____

_____

_____

04 **Exercise**
What exercise will I do today?

05 Did I complete my exercise yesterday?
YES ⚪   NO ⚪

MORNING JOURNAL

DATE _____

01 Gratitude.
I am grateful for:

_____
_____

02 Activity.
I need to complete the following 3 items today:

1. _____
2. _____
3. _____

03 Today.
My thoughts, feelings or reflections.

_____
_____
_____
_____

04 Exercise
What exercise will I do today?

05 Did I complete my exercise yesterday?
YES ●   NO ●

MORNING JOURNAL

DATE _____

01 **Gratitude.**
I am grateful for:

_____
_____

02 **Activity.**
I need to complete the following 3 items today:

1. _____
2. _____
3. _____

03 **Today.**
My thoughts, feelings or reflections.

_____
_____
_____
_____

04 **Exercise**
What exercise will I do today?

05 Did I complete my exercise yesterday?
YES   NO

MORNING JOURNAL

DATE _____

01 **Gratitude.**
I am grateful for:

_____
_____

02 **Activity.**
I need to complete the following 3 items today:

1. _____
2. _____
3. _____

03 **Today.**
My thoughts, feelings or reflections.

_____
_____
_____
_____

04 **Exercise**
What exercise will I do today?

05 Did I complete my exercise yesterday?
YES ⚪ NO ⚪

_____

MORNING JOURNAL

DATE _____

01 **Gratitude.**
I am grateful for:

_____

_____

02 **Activity.**
I need to complete the following 3 items today:

1. _____
2. _____
3. _____

03 **Today.**
My thoughts, feelings or reflections.

_____

_____

_____

_____

04 **Exercise**
What exercise will I do today?

05 Did I complete my exercise yesterday?
YES ○   NO ○

MORNING JOURNAL

DATE _____

01 **Gratitude.**
I am grateful for:

_____
_____

02 **Activity.**
I need to complete the following 3 items today:

1. _____
2. _____
3. _____

03 **Today.**
My thoughts, feelings or reflections.

_____
_____
_____
_____

04 **Exercise**
What exercise will I do today?

05 Did I complete my exercise yesterday?
YES ● NO ●

MORNING JOURNAL

DATE _____

01 **Gratitude.**
I am grateful for:

_____
_____

02 **Activity.**
I need to complete the following 3 items today:

1. _____
2. _____
3. _____

03 **Today.**
My thoughts, feelings or reflections.

_____
_____
_____
_____

04 **Exercise**
What exercise will I do today?

05 Did I complete my exercise yesterday?
YES ● NO ●

_____

MORNING JOURNAL

DATE _____

01 Gratitude.
I am grateful for:

_____
_____

02 Activity.
I need to complete the following 3 items today:

1. _____
2. _____
3. _____

03 Today.
My thoughts, feelings or reflections.

_____
_____
_____
_____

04 Exercise
What exercise will I do today?

05 Did I complete my exercise yesterday?
YES ⬤   NO ⬤

_____

MORNING JOURNAL

DATE _____

01 **Gratitude.**
I am grateful for:

_____
_____

02 **Activity.**
I need to complete the following 3 items today:

1. _____
2. _____
3. _____

03 **Today.**
My thoughts, feelings or reflections.

_____
_____
_____
_____

04 **Exercise**
What exercise will I do today?

05 Did I complete my exercise yesterday?
YES   NO

_____

MORNING JOURNAL

DATE _____

01 **Gratitude.**
I am grateful for:

_____
_____

02 **Activity.**
I need to complete the following 3 items today:

1. _____
2. _____
3. _____

03 **Today.**
My thoughts, feelings or reflections.

_____
_____
_____
_____

04 **Exercise**
What exercise will I do today?

05 Did I complete my exercise yesterday?
YES   NO

_____

MORNING JOURNAL

DATE _____

01 **Gratitude.**
I am grateful for:

_____
_____

02 **Activity.**
I need to complete the following 3 items today:

1. _____
2. _____
3. _____

03 **Today.**
My thoughts, feelings or reflections.

_____
_____
_____
_____

04 **Exercise**
What exercise will I do today?

05 Did I complete my exercise yesterday?
YES   NO

_____

MORNING JOURNAL

DATE _____

01 Gratitude.
I am grateful for:

_____
_____

02 Activity.
I need to complete the following 3 items today:

1. _____
2. _____
3. _____

03 Today.
My thoughts, feelings or reflections.

_____
_____
_____
_____

04 Exercise
What exercise will I do today?

05 Did I complete my exercise yesterday?
YES ●   NO ●

"Good thoughts are no better than good dreams if you don't follow through."

— Ralph Waldo Emerson
(1803-1882)

My Morning Journal

MORNING JOURNAL

30 Day Reflection

01 Knowledge
What did I learn?

_____
_____
_____
_____

02 Moments
List some special moments from the past 30 days.

_____
_____
_____
_____

03 Progress
What things did I get completed that were important to me?

_____
_____
_____
_____

My Morning Journal

MORNING JOURNAL

DATE _____

01 **Gratitude.**
I am grateful for:

_____

_____

02 **Activity.**
I need to complete the following 3 items today:

1. _____
2. _____
3. _____

03 **Today.**
My thoughts, feelings or reflections.

_____

_____

_____

_____

04 **Exercise**
What exercise will I do today?

05 Did I complete my exercise yesterday?
YES ⚪   NO ⚪

_____

MORNING JOURNAL

DATE _____

01 Gratitude.
I am grateful for:

_____
_____

02 Activity.
I need to complete the following 3 items today:

1. _____
2. _____
3. _____

03 Today.
My thoughts, feelings or reflections.

_____
_____
_____
_____

04 Exercise
What exercise will I do today?

05 Did I complete my exercise yesterday?
YES ⚪   NO ⚪

_____

MORNING JOURNAL

DATE _____

01 **Gratitude.**
I am grateful for:

_____
_____

02 **Activity.**
I need to complete the following 3 items today:

1. _____
2. _____
3. _____

03 **Today.**
My thoughts, feelings or reflections.

_____
_____
_____
_____

04 **Exercise**
What exercise will I do today?

05 Did I complete my exercise yesterday?
YES   NO

MORNING JOURNAL

DATE _____

01 **Gratitude.**
I am grateful for:

_____
_____

02 **Activity.**
I need to complete the following 3 items today:

1. _____
2. _____
3. _____

03 **Today.**
My thoughts, feelings or reflections.

_____
_____
_____
_____

04 **Exercise**
What exercise will I do today?

05 Did I complete my exercise yesterday?
YES ● NO ●

_____

MORNING JOURNAL

DATE _____

01 **Gratitude.**
I am grateful for:

_____
_____

02 **Activity.**
I need to complete the following 3 items today:

1. _____
2. _____
3. _____

03 **Today.**
My thoughts, feelings or reflections.

_____
_____
_____
_____
_____

04 **Exercise**
What exercise will I do today?

05 Did I complete my exercise yesterday?
YES ● NO ●

MORNING JOURNAL

DATE _____

01 Gratitude.
I am grateful for:

_____
_____

02 Activity.
I need to complete the following 3 items today:

1. _____
2. _____
3. _____

03 Today.
My thoughts, feelings or reflections.

_____
_____
_____
_____

04 Exercise
What exercise will I do today?

05 Did I complete my exercise yesterday?
YES ●   NO ●

_____

MORNING JOURNAL

DATE _____

01 **Gratitude.**
I am grateful for:

_____
_____

02 **Activity.**
I need to complete the following 3 items today:

1. _____
2. _____
3. _____

03 **Today.**
My thoughts, feelings or reflections.

_____
_____
_____
_____

04 **Exercise**
What exercise will I do today?

05 Did I complete my exercise yesterday?
YES   NO

MORNING JOURNAL

DATE _____

01 Gratitude.
I am grateful for:

_____
_____

02 Activity.
I need to complete the following 3 items today:

1. _____
2. _____
3. _____

03 Today.
My thoughts, feelings or reflections.

_____
_____
_____
_____

04 Exercise
What exercise will I do today?

05 Did I complete my exercise yesterday?
YES   NO

MORNING JOURNAL

DATE _____

01 **Gratitude.**
I am grateful for:

_____
_____

02 **Activity.**
I need to complete the following 3 items today:

1. _____
2. _____
3. _____

03 **Today.**
My thoughts, feelings or reflections.

_____
_____
_____
_____

04 **Exercise**
What exercise will I do today?

05 Did I complete my exercise yesterday?
YES ○   NO ○

_____

MORNING JOURNAL

DATE _____

01 **Gratitude.**
I am grateful for:

_____
_____

02 **Activity.**
I need to complete the following 3 items today:

1. _____
2. _____
3. _____

03 **Today.**
My thoughts, feelings or reflections.

_____
_____
_____
_____

04 **Exercise**
What exercise will I do today?

05 Did I complete my exercise yesterday?
YES ●   NO ●

_____

MORNING JOURNAL

DATE _____

01 **Gratitude.**
I am grateful for:

_____
_____

02 **Activity.**
I need to complete the following 3 items today:

1. _____
2. _____
3. _____

03 **Today.**
My thoughts, feelings or reflections.

_____
_____
_____
_____

04 **Exercise**
What exercise will I do today?

05 Did I complete my exercise yesterday?
YES ○   NO ○

MORNING JOURNAL

DATE _____

01 **Gratitude.**
I am grateful for:

_____
_____

02 **Activity.**
I need to complete the following 3 items today:

1. _____
2. _____
3. _____

03 **Today.**
My thoughts, feelings or reflections.

_____
_____
_____
_____

04 **Exercise**
What exercise will I do today?

05 Did I complete my exercise yesterday?
YES ⬤   NO ⬤

_____

MORNING JOURNAL

DATE _____

01 **Gratitude.**
I am grateful for:

_____
_____

02 **Activity.**
I need to complete the following 3 items today:

1. _____
2. _____
3. _____

03 **Today.**
My thoughts, feelings or reflections.

_____
_____
_____
_____

04 **Exercise**
What exercise will I do today?

05 Did I complete my exercise yesterday?
YES ●   NO ●

_____

MORNING JOURNAL

DATE _____

01 **Gratitude.**
I am grateful for:

_____
_____

02 **Activity.**
I need to complete the following 3 items today:

1. _____
2. _____
3. _____

03 **Today.**
My thoughts, feelings or reflections.

_____
_____
_____
_____

04 **Exercise**
What exercise will I do today?

05 Did I complete my exercise yesterday?
YES ●   NO ●

_____

MORNING JOURNAL

DATE _____

01 **Gratitude.**
I am grateful for:

_____

_____

02 **Activity.**
I need to complete the following 3 items today:

1. _____
2. _____
3. _____

03 **Today.**
My thoughts, feelings or reflections.

_____

_____

_____

_____

04 **Exercise**
What exercise will I do today?

05 Did I complete my exercise yesterday?
YES   NO

_____

MORNING JOURNAL

DATE _____

01 Gratitude.
I am grateful for:

_____
_____

02 Activity.
I need to complete the following 3 items today:

1. _____
2. _____
3. _____

03 Today.
My thoughts, feelings or reflections.

_____
_____
_____
_____
_____

04 Exercise
What exercise will I do today?

05 Did I complete my exercise yesterday?
YES ●   NO ●

_____

MORNING JOURNAL

DATE _____

01 **Gratitude.**
I am grateful for:

_____
_____

02 **Activity.**
I need to complete the following 3 items today:

1. _____
2. _____
3. _____

03 **Today.**
My thoughts, feelings or reflections.

_____
_____
_____
_____

04 **Exercise**
What exercise will I do today?

05 Did I complete my exercise yesterday?
YES ○   NO ○

MORNING JOURNAL

DATE _____

01 Gratitude.
I am grateful for:

_____
_____

02 Activity.
I need to complete the following 3 items today:

1. _____
2. _____
3. _____

03 Today.
My thoughts, feelings or reflections.

_____
_____
_____
_____

04 Exercise
What exercise will I do today?

05 Did I complete my exercise yesterday?
YES ● NO ●

_____

MORNING JOURNAL

DATE _____

01 **Gratitude.**
I am grateful for:

_____

_____

02 **Activity.**
I need to complete the following 3 items today:

1. _____
2. _____
3. _____

03 **Today.**
My thoughts, feelings or reflections.

_____

_____

_____

_____

04 **Exercise**
What exercise will I do today?

05 Did I complete my exercise yesterday?
YES   NO

_____

MORNING JOURNAL

DATE _____

01 **Gratitude.**
I am grateful for:

_____
_____

02 **Activity.**
I need to complete the following 3 items today:

1. _____
2. _____
3. _____

03 **Today.**
My thoughts, feelings or reflections.

_____
_____
_____
_____

04 **Exercise**
What exercise will I do today?

05 Did I complete my exercise yesterday?
YES ● NO ●

_____

MORNING JOURNAL

DATE _____

01 Gratitude.
I am grateful for:

_____
_____

02 Activity.
I need to complete the following 3 items today:

1. _____
2. _____
3. _____

03 Today.
My thoughts, feelings or reflections.

_____
_____
_____
_____

04 Exercise
What exercise will I do today?

05 Did I complete my exercise yesterday?
YES ●   NO ●

_____

MORNING JOURNAL

DATE _____

01 **Gratitude.**
I am grateful for:

_____
_____

02 **Activity.**
I need to complete the following 3 items today:

1. _____
2. _____
3. _____

03 **Today.**
My thoughts, feelings or reflections.

_____
_____
_____
_____

04 **Exercise**
What exercise will I do today?

05 Did I complete my exercise yesterday?
YES ⚪   NO ⚪

_____

MORNING JOURNAL

DATE _____

01 **Gratitude.**
I am grateful for:

_____

_____

02 **Activity.**
I need to complete the following 3 items today:

1. _____
2. _____
3. _____

03 **Today.**
My thoughts, feelings or reflections.

_____

_____

_____

_____

04 **Exercise**
What exercise will I do today?

05 Did I complete my exercise yesterday?
YES ●   NO ●

_____

MORNING JOURNAL

DATE _____

01 Gratitude.
I am grateful for:

_____
_____

02 Activity.
I need to complete the following 3 items today:

1. _____
2. _____
3. _____

03 Today.
My thoughts, feelings or reflections.

_____
_____
_____
_____

04 Exercise
What exercise will I do today?

05 Did I complete my exercise yesterday?
YES   NO

_____

MORNING JOURNAL

DATE _____

01 **Gratitude.**
I am grateful for:

_____
_____

02 **Activity.**
I need to complete the following 3 items today:

1. _____
2. _____
3. _____

03 **Today.**
My thoughts, feelings or reflections.

_____
_____
_____
_____

04 **Exercise**
What exercise will I do today?

05 Did I complete my exercise yesterday?
YES ●   NO ●

_____

MORNING JOURNAL

DATE _____

01 **Gratitude.**
I am grateful for:

_____
_____

02 **Activity.**
I need to complete the following 3 items today:

1. _____
2. _____
3. _____

03 **Today.**
My thoughts, feelings or reflections.

_____
_____
_____
_____

04 **Exercise**
What exercise will I do today?

05 Did I complete my exercise yesterday?
YES ● NO ●

_____

MORNING JOURNAL

DATE _____

01 **Gratitude.**
I am grateful for:

_____
_____

02 **Activity.**
I need to complete the following 3 items today:

1. _____
2. _____
3. _____

03 **Today.**
My thoughts, feelings or reflections.

_____
_____
_____
_____

04 **Exercise**
What exercise will I do today?

05 Did I complete my exercise yesterday?
YES   NO

_____

MORNING JOURNAL

DATE _____

01 **Gratitude.**
I am grateful for:

_____
_____

02 **Activity.**
I need to complete the following 3 items today:

1. _____
2. _____
3. _____

03 **Today.**
My thoughts, feelings or reflections.

_____
_____
_____
_____

04 **Exercise**
What exercise will I do today?

05 Did I complete my exercise yesterday?
YES ●   NO ●

_____

MORNING JOURNAL

DATE _____

01 **Gratitude.**
I am grateful for:

_____
_____

02 **Activity.**
I need to complete the following 3 items today:

1. _____
2. _____
3. _____

03 **Today.**
My thoughts, feelings or reflections.

_____
_____
_____
_____

04 **Exercise**
What exercise will I do today?

05 Did I complete my exercise yesterday?
YES ●   NO ●

_____

MORNING JOURNAL

DATE _____

01 Gratitude.
I am grateful for:

_____
_____

02 Activity.
I need to complete the following 3 items today:

1. _____
2. _____
3. _____

03 Today.
My thoughts, feelings or reflections.

_____
_____
_____
_____

04 Exercise
What exercise will I do today?

05 Did I complete my exercise yesterday?
YES ● NO ●

_____

"My own experience has taught me this: if you wait for the perfect moment when all is safe and assured it may never arrive. Mountains will not be climbed, races won, or lasting happiness achieved."

—Maurice Chevalier
(1888-1972)

MORNING JOURNAL

30 Day Reflection

01 Knowledge
What did I learn?

_____
_____
_____
_____

02 Moments
List some special moments from the past 30 days.

_____
_____
_____
_____

03 Progress
What things did I get completed that were important to me?

_____
_____
_____
_____

My Morning Journal

MORNING JOURNAL

DATE _____

01 **Gratitude.**
I am grateful for:

_____
_____

02 **Activity.**
I need to complete the following 3 items today:

1. _____
2. _____
3. _____

03 **Today.**
My thoughts, feelings or reflections.

_____
_____
_____
_____

04 **Exercise**
What exercise will I do today?

05 Did I complete my exercise yesterday?
YES ●   NO ●

_____

MORNING JOURNAL

DATE _____

01 **Gratitude.**
I am grateful for:

_____
_____

02 **Activity.**
I need to complete the following 3 items today:

1. _____
2. _____
3. _____

03 **Today.**
My thoughts, feelings or reflections.

_____
_____
_____
_____

04 **Exercise**
What exercise will I do today?

05 Did I complete my exercise yesterday?
YES ⚪   NO ⚪

_____

MORNING JOURNAL

DATE _____

01 **Gratitude.**
I am grateful for:

_____
_____

02 **Activity.**
I need to complete the following 3 items today:

1. _____
2. _____
3. _____

03 **Today.**
My thoughts, feelings or reflections.

_____
_____
_____
_____

04 **Exercise**
What exercise will I do today?

05 Did I complete my exercise yesterday?
YES   NO

_____

MORNING JOURNAL

DATE _____

01 **Gratitude.**
I am grateful for:

_____
_____

02 **Activity.**
I need to complete the following 3 items today:

1. _____
2. _____
3. _____

03 **Today.**
My thoughts, feelings or reflections.

_____
_____
_____
_____

04 **Exercise**
What exercise will I do today?

05 **Did I complete my exercise yesterday?**
YES ●   NO ●

MORNING JOURNAL

DATE _____

01 **Gratitude.**
I am grateful for:

_____

_____

02 **Activity.**
I need to complete the following 3 items today:

1. _____
2. _____
3. _____

03 **Today.**
My thoughts, feelings or reflections.

_____

_____

_____

_____

04 **Exercise**
What exercise will I do today?

05 Did I complete my exercise yesterday?
YES ● NO ●

_____

MORNING JOURNAL

DATE _____

01 Gratitude.
I am grateful for:

_____
_____

02 Activity.
I need to complete the following 3 items today:

1. _____
2. _____
3. _____

03 Today.
My thoughts, feelings or reflections.

_____
_____
_____
_____

04 Exercise
What exercise will I do today?

05 Did I complete my exercise yesterday?
YES ●   NO ●

_____

MORNING JOURNAL

DATE _____

01 **Gratitude.**
I am grateful for:

_____
_____

02 **Activity.**
I need to complete the following 3 items today:

1. _____
2. _____
3. _____

03 **Today.**
My thoughts, feelings or reflections.

_____
_____
_____
_____

04 **Exercise**
What exercise will I do today?

05 Did I complete my exercise yesterday?
YES ⚫   NO ⚫

_____

MORNING JOURNAL

DATE _____

01 Gratitude.
I am grateful for:

_____
_____

02 Activity.
I need to complete the following 3 items today:

1. _____
2. _____
3. _____

03 Today.
My thoughts, feelings or reflections.

_____
_____
_____
_____

04 Exercise
What exercise will I do today?

05 Did I complete my exercise yesterday?
YES ●   NO ●

_____

MORNING JOURNAL

DATE _____

01 **Gratitude.**
I am grateful for:

_____
_____

02 **Activity.**
I need to complete the following 3 items today:

1. _____
2. _____
3. _____

03 **Today.**
My thoughts, feelings or reflections.

_____
_____
_____
_____

04 **Exercise**
What exercise will I do today?

05 Did I complete my exercise yesterday?
YES ⚫   NO ⚫

_____

MORNING JOURNAL

DATE _____

01 **Gratitude.**
I am grateful for:

_____
_____

02 **Activity.**
I need to complete the following 3 items today:

1. _____
2. _____
3. _____

03 **Today.**
My thoughts, feelings or reflections.

_____
_____
_____
_____

04 **Exercise**
What exercise will I do today?

05 Did I complete my exercise yesterday?
YES ● NO ●

_____

MORNING JOURNAL

DATE _____

01 **Gratitude.**
I am grateful for:

_____
_____

02 **Activity.**
I need to complete the following 3 items today:

1. _____
2. _____
3. _____

03 **Today.**
My thoughts, feelings or reflections.

_____
_____
_____
_____

04 **Exercise**
What exercise will I do today?

05 Did I complete my exercise yesterday?
YES ⬤   NO ⬤

MORNING JOURNAL

DATE _____

01 **Gratitude.**
I am grateful for:

_____
_____

02 **Activity.**
I need to complete the following 3 items today:

1. _____
2. _____
3. _____

03 **Today.**
My thoughts, feelings or reflections.

_____
_____
_____
_____

04 **Exercise**
What exercise will I do today?

05 Did I complete my exercise yesterday?
YES ● NO ●

_____

MORNING JOURNAL

DATE _____

01 **Gratitude.**
I am grateful for:

_____
_____

02 **Activity.**
I need to complete the following 3 items today:

1. _____
2. _____
3. _____

03 **Today.**
My thoughts, feelings or reflections.

_____
_____
_____
_____

04 **Exercise**
What exercise will I do today?

05 Did I complete my exercise yesterday?
YES ⚪   NO ⚪

MORNING JOURNAL

DATE _____

01 **Gratitude.**
I am grateful for:

_____
_____

02 **Activity.**
I need to complete the following 3 items today:

1. _____
2. _____
3. _____

03 **Today.**
My thoughts, feelings or reflections.

_____
_____
_____
_____
_____

04 **Exercise**
What exercise will I do today?

05 Did I complete my exercise yesterday?
YES ⬤   NO ⬤

MORNING JOURNAL

DATE _____

01 **Gratitude.**
I am grateful for:

_____
_____

02 **Activity.**
I need to complete the following 3 items today:

1. _____
2. _____
3. _____

03 **Today.**
My thoughts, feelings or reflections.

_____
_____
_____
_____
_____

04 **Exercise**
What exercise will I do today?

05 Did I complete my exercise yesterday?
YES ●   NO ●

_____

MORNING JOURNAL

DATE _____

01 **Gratitude.**
I am grateful for:

_____
_____

02 **Activity.**
I need to complete the following 3 items today:

1. _____
2. _____
3. _____

03 **Today.**
My thoughts, feelings or reflections.

_____
_____
_____
_____

04 **Exercise**
What exercise will I do today?

05 Did I complete my exercise yesterday?
YES ● NO ●

MORNING JOURNAL

DATE _____

01 **Gratitude.**
I am grateful for:

_____
_____

02 **Activity.**
I need to complete the following 3 items today:

1. _____
2. _____
3. _____

03 **Today.**
My thoughts, feelings or reflections.

_____
_____
_____
_____

04 **Exercise**
What exercise will I do today?

05 Did I complete my exercise yesterday?
YES ○   NO ○

_____

MORNING JOURNAL

DATE _____

01 Gratitude.
I am grateful for:

_____
_____

02 Activity.
I need to complete the following 3 items today:

1. _____
2. _____
3. _____

03 Today.
My thoughts, feelings or reflections.

_____
_____
_____
_____

04 Exercise
What exercise will I do today?

05 Did I complete my exercise yesterday?
YES ● NO ●

MORNING JOURNAL

DATE _____

01 **Gratitude.**
I am grateful for:

_____
_____

02 **Activity.**
I need to complete the following 3 items today:

1. _____
2. _____
3. _____

03 **Today.**
My thoughts, feelings or reflections.

_____
_____
_____
_____
_____

04 **Exercise**
What exercise will I do today?

05 Did I complete my exercise yesterday?
YES ● NO ●

_____

MORNING JOURNAL

DATE _____

01 Gratitude.
I am grateful for:

_____
_____

02 Activity.
I need to complete the following 3 items today:

1. _____
2. _____
3. _____

03 Today.
My thoughts, feelings or reflections.

_____
_____
_____
_____

04 Exercise
What exercise will I do today?

05 Did I complete my exercise yesterday?
YES ● NO ●

MORNING JOURNAL

DATE _____

01 **Gratitude.**
I am grateful for:

_____

_____

02 **Activity.**
I need to complete the following 3 items today:

1. _____
2. _____
3. _____

03 **Today.**
My thoughts, feelings or reflections.

_____

_____

_____

_____

04 **Exercise**
What exercise will I do today?

05 Did I complete my exercise yesterday?
YES ●   NO ●

_____

MORNING JOURNAL

DATE _____

01 Gratitude.
I am grateful for:

_____
_____

02 Activity.
I need to complete the following 3 items today:

1. _____
2. _____
3. _____

03 Today.
My thoughts, feelings or reflections.

_____
_____
_____
_____

04 Exercise
What exercise will I do today?

05 Did I complete my exercise yesterday?
YES ● NO ●

MORNING JOURNAL

DATE _____

01 **Gratitude.**
I am grateful for:

_____

_____

02 **Activity.**
I need to complete the following 3 items today:

1. _____
2. _____
3. _____

03 **Today.**
My thoughts, feelings or reflections.

_____

_____

_____

_____

04 **Exercise**
What exercise will I do today?

05 Did I complete my exercise yesterday?
YES ○   NO ○

MORNING JOURNAL

DATE _____

01 **Gratitude.**
I am grateful for:

_____
_____

02 **Activity.**
I need to complete the following 3 items today:

1. _____
2. _____
3. _____

03 **Today.**
My thoughts, feelings or reflections.

_____
_____
_____
_____

04 **Exercise**
What exercise will I do today?

05 Did I complete my exercise yesterday?
YES ● NO ●

_____

MORNING JOURNAL

DATE _____

01 **Gratitude.**
I am grateful for:

_____
_____

02 **Activity.**
I need to complete the following 3 items today:

1. _____
2. _____
3. _____

03 **Today.**
My thoughts, feelings or reflections.

_____
_____
_____
_____
_____

04 **Exercise**
What exercise will I do today?

05 Did I complete my exercise yesterday?
YES ● NO ●

_____

MORNING JOURNAL

DATE _____

01 **Gratitude.**
I am grateful for:

_____
_____

02 **Activity.**
I need to complete the following 3 items today:

1. _____
2. _____
3. _____

03 **Today.**
My thoughts, feelings or reflections.

_____
_____
_____
_____
_____

04 **Exercise**
What exercise will I do today?

05 Did I complete my exercise yesterday?
YES ●   NO ●

MORNING JOURNAL

DATE _____

01 **Gratitude.**
I am grateful for:

_____
_____

02 **Activity.**
I need to complete the following 3 items today:

1. _____
2. _____
3. _____

03 **Today.**
My thoughts, feelings or reflections.

_____
_____
_____
_____

04 **Exercise**
What exercise will I do today?

05 Did I complete my exercise yesterday?
YES   NO

MORNING JOURNAL

DATE _____

01 Gratitude.
I am grateful for:

_____
_____

02 Activity.
I need to complete the following 3 items today:

1. _____
2. _____
3. _____

03 Today.
My thoughts, feelings or reflections.

_____
_____
_____
_____

04 Exercise
What exercise will I do today?

05 Did I complete my exercise yesterday?
YES ⚫ NO ⚫

_____

MORNING JOURNAL

DATE _____

01 **Gratitude.**
I am grateful for:

_____
_____

02 **Activity.**
I need to complete the following 3 items today:

1. _____
2. _____
3. _____

03 **Today.**
My thoughts, feelings or reflections.

_____
_____
_____
_____

04 **Exercise**
What exercise will I do today?

05 Did I complete my exercise yesterday?
YES   NO

_____

MORNING JOURNAL

DATE _____

01 Gratitude.
I am grateful for:

_____
_____

02 Activity.
I need to complete the following 3 items today:

1. _____
2. _____
3. _____

03 Today.
My thoughts, feelings or reflections.

_____
_____
_____
_____

04 Exercise
What exercise will I do today?

05 Did I complete my exercise yesterday?
YES ●   NO ●

_____

"It's not what you are dealt with in life; it's how you deal with it."

- Janet M. Schofield

MORNING JOURNAL

30 Day Reflection

01 Knowledge
What did I learn?

_____
_____
_____
_____

02 Moments
List some special moments from the past 30 days.

_____
_____
_____
_____

03 Progress
What things did I get completed that were important to me?

_____
_____
_____
_____

My Morning Journal

MORNING JOURNAL

Journal Reflection Notes

MORNING JOURNAL

Journal Reflection Notes

"Take Action Today. Life is to short to hesitate"

- Romney Nelson

www.ingramcontent.com/pod-product-compliance
Lightning Source LLC
LaVergne TN
LVHW081528060526
838200LV00045B/2036